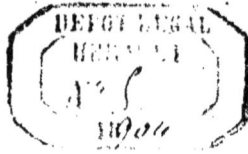

DE LA

GRIFFE CUBITALE

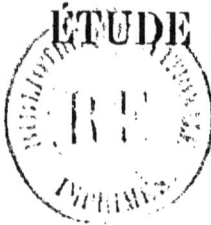

ÉTUDE ANALYTIQUE

PAR

Octave SAUVAIRE

DOCTEUR EN MÉDECINE

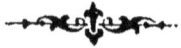

MONTPELLIER

IMPRIMERIE G. FIRMIN, MONTANE ET SICARDI

Rue Ferdinand-Fabre et quai du Verdanson

—

1904

DE LA

GRIFFE CUBITALE

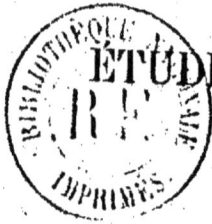

ÉTUDE ANALYTIQUE

PAR

Octave SAUVAIRE

DOCTEUR EN MÉDECINE

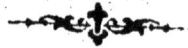

MONTPELLIER

IMPRIMERIE G. FIRMIN, MONTANE et SICARDI
Rue Ferdinand-Fabre et quai du Verdanson

1904

A MON PÈRE, A MA MÈRE

Faible témoignage de profonde et respectueuse
affection.

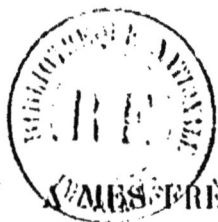

A MES FRÈRES BIEN-AIMÉS LOUIS
ET HIPPOLYTE

A MON CHER AMI LÉON VAUDABLE

En souvenir de notre vieille amitié.

A MES PARENTS, A MES AMIS

O. SAUVAIRE.

A MES VÉNÉRÉS MAITRES DU COLLÈGE
DE DRAGUIGNAN

A MES MAITRES DE L'ÉCOLE DE MÉDECINE
DE MARSEILLE
ET DE LA FACULTÉ DE MONTPELLIER

A MONSIEUR LE DOCTEUR GRASSET

PROFESSEUR DE CLINIQUE MÉDICALE A LA FACULTÉ DE MÉDECINE
DE MONTPELLIER
ASSOCIÉ NATIONAL DE L'ACADÉMIE DE MÉDECINE

A MM. LES PROFESSEURS-AGRÉGÉS RAUZIER
ET JEANBRAU

DE LA FACULTÉ DE MÉDECINE DE MONTPELLIER

O. SAUVAIRE.

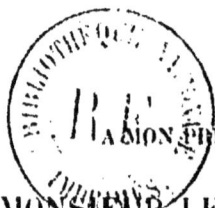

A MON PRÉSIDENT DE THÈSE

MONSIEUR LE DOCTEUR FORGUE

PROFESSEUR DE CLINIQUE CHIRURGICALE A LA FACULTÉ DE MÉDECINE

DE L'UNIVERSITÉ DE MONTPELLIER

MEMBRE CORRESPONDANT DE L'ACADÉMIE DE MÉDECINE

O. SAUVAIRE.

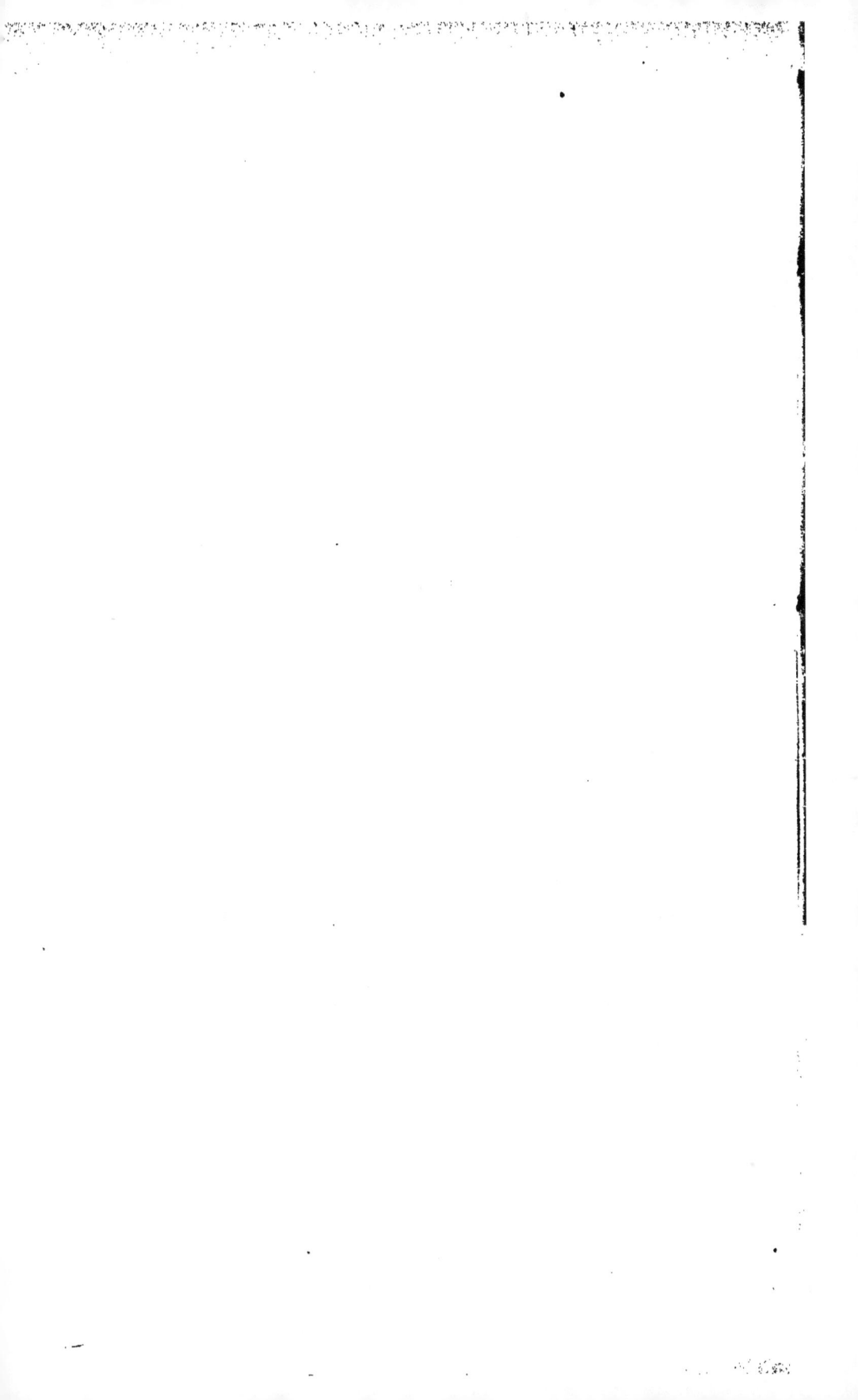

INTRODUCTION

L'idée première de cette thèse nous fut suggérée par M. le professeur Forgue.

Un malade du service se trouvant porteur d'une *griffe cubitale* (voir observ. I), notre excellent maître nous engagea à étudier d'une façon générale cette déformation de la main, et à nous livrer à un véritable travail d'analyse. C'est ce que nous avons essayé de faire.

Nous inspirant de l'exemple des auteurs les plus illustres dans toutes les branches des connaissances humaines, nous avons pris notre bien partout où nous l'avons trouvé. Nous nous sommes adonné à de nombreuses investigations, et nous avons puisé largement dans la masse des matériaux que nos recherches avaient amoncelés. Parmi tous ces documents, l'ouvrage célèbre de Duchenne (de Boulogne) sur la *Physiologie des mouvements,* et l'admirable *Traité pratique des maladies du système nerveux* de Grasset et Rauzier, nous ont été d'un secours singulièrement précieux.

Il nous paraît presque inutile de faire observer que nous n'avons pas visé à l'originalité. Fouiller à travers la littérature médicale, y faire une sélection d'idées, de faits, relatifs à notre sujet, pour les coordonner d'une manière synthétique, combler une lacune en donnant de la griffe cubitale un aperçu consciencieux, telle a été notre modeste prétention.

Cette thèse aurait pu atteindre des proportions autrement étendues. Le sujet se prêtait à des développements pour ainsi dire illimités. Nous avons dû cependant restreindre notre tâche pour plusieurs raisons, notamment à cause de la nécessité impérieuse où nous nous trouvons de terminer rapidement nos études.

Nous nous sommes attaché surtout à donner, dans la mesure de nos forces, une explication précise du mécanisme qui préside à la formation de la griffe cubitale. L'anatomie et la physiologie normales font ici saisir d'une façon merveilleuse les phénomènes pathologiques.

Sous peine d'encourir le reproche d'être incomplet, nous avons dû consacrer quelques chapitres à l'étiologie, à l'anatomie pathologique, au traitement, etc., de la griffe cubitale, bien que ces questions nous semblent un peu accessoires. Du moins avons-nous été très bref.

Quelques observations, dont une personnelle, terminent l'ouvrage.

Nous avons enrichi cet opuscule d'une figure destinée à montrer les insertions des interosseux et des lombricaux au niveau des phalanges, et d'un dessin représentant la griffe cubitale qui fait l'objet de notre observation I.

La reconnaissance nous fait maintenant un devoir d'adresser publiquement nos remerciements aux maîtres dont la science et le dévouement nous ont permis d'arriver heureusement au terme de nos études. Nous n'aurions garde d'oublier les excellents professeurs du Collège de Draguignan qui formèrent notre éducation secondaire. Nous aurons toujours pour eux un souvenir attendri.

Que les professeurs de l'Ecole de Médecine de Marseille, où nous avons commencé nos études médicales, reçoivent le juste tribut de notre affectueuse sympathie.

Enfin, au moment de quitter Montpellier, qu'il nous soit permis de rendre hommage au corps enseignant tout entier de la Faculté de Médecine de cette ville. Nous ne pensons pas qu'il existe ailleurs une Faculté où les relations entre le maître et l'élève soient empreintes de plus de cordialité et d'estime réciproque. Nous garderons la meilleure impression de cette vieille Faculté, toujours si vivace, où la bienveillance s'allie au savoir le plus brillant.

Nous tenons à remercier tout particulièrement M. le professeur Forgue, qui a bien voulu nous faire le grand honneur de présider notre thèse inaugurale, et qui nous a prodigué avec une affabilité inlassable les meilleurs conseils dans ses savantes leçons cliniques.

Que M. le professeur Grasset et MM. les professeurs agrégés Rauzier et Jeanbrau reçoivent aussi l'expression de notre vive gratitude.

DIVISION DU SUJET

I. — Notions préliminaires. — Statique et dynamique de la main.

II. — Qu'est-ce que la griffe cubitale ? — Description.

III. — Etude du mécanisme suivant lequel se produit la déformation de la main dite " griffe cubitale ".

    A) Esquisse anatomique des muscles interosseux et lombricaux ;

    B) Action physiologique de ces muscles ;

    C) Apparition de la griffe cubitale à la suite de l'abolition fonctionnelle des interosseux et des lombricaux.

IV. — Troubles de la motilité, de la sensibilité et de la nutrition dans la griffe cubitale.

V. — Exposé historique.

VI. — Etiologie.

VII. — Anatomie pathologique.

VIII. — Diagnostic.

IX. — Pronostic. — Destinée ultérieure de la griffe cubitale. — Traitement (simple indication des procédés employés).

X. — Observations.

DE LA

GRIFFE CUBITALE

ÉTUDE ANALYTIQUE

CHAPITRE PREMIER

NOTIONS PRÉLIMINAIRES. — STATIQUE ET DYNAMIQUE DE LA MAIN.

Avant d'aborder le fond de notre sujet et d'étudier la main dans une de ses déformations, il nous paraît logique de dire quelques mots sur la main à l'état statique ou au repos et à l'état dynamique ou en fonctions. Nous aurons aussi l'occasion de définir, en passant, quelques expressions que nous retrouverons assez souvent sous notre plume dans le cours de cette rédaction.

On peut considérer la main comme un composé de pièces rigides articulées les unes aux autres, et de parties molles susceptibles de varier dans leurs dimensions. Ce sont ces parties molles, les muscles, qui, prenant leurs points d'attache sur les parties rigides, c'est-à-dire les os, impriment à celles-ci les mouvements les plus divers par des alternatives de contraction et de relâchement.

Lorsqu'elle est au repos et que, par exemple, elle est pendante naturellement le long du corps, le membre supérieur étant tout entier à l'état de relâchement musculaire, la main se présente ouverte, « les phalanges des doigts s'inclinant très légèrement les unes sur les autres et sur les métacarpiens » (Duchenne, de Boulogne). Est-ce à dire que les muscles de la main soient absolument inactifs, inertes, et que de cette passivité résulte l'attitude de la main au repos?

Il nous semble nécessaire, avant de répondre à cette question, de dire quelques mots sur la tonicité musculaire.

Contrairement à l'opinion de Landois, la plupart des physiologistes, parmi lesquels Beaunis, Waller, etc., admettent que la moelle épinière exerce d'une façon permanente sur tout le système musculaire une faible innervation, de laquelle il résulte que nos muscles se trouvent constamment et légèrement contractés. C'est ce qu'on appelle la *tonicité musculaire*, véritable action réflexe déterminée par des excitations incessantes parties de la moelle, et sollicitées elles-mêmes par des stimulations excito-motrices centripètes.

De ce que nous venons d'exposer, il ressort donc que même à l'état de repos la musculature de la main est soumise à l'action du tonus musculaire. Comment se réalise alors cet équilibre, cette statique de la main ?

Les muscles chargés de mouvoir un levier osseux se divisent en deux ordres distincts : 1° les *muscles synergiques* qui se contractent ensemble et concourent tous à l'exécution du même mouvement (Ex. extenseur commun et extenseurs propres, interosseux et lombricaux) ; 2° les *muscles antagonistes* qui déterminent des mouvements opposés (Ex.: fléchisseurs et extenseurs). La main et les doigts seront en équilibre et au repos lorsque leurs muscles antagonistes ne seront sollicités que par la tonicité musculaire. Celle-ci s'exerçant avec une égale force et en sens inverse, il en résultera cet équilibre qui paraît dû d'abord à l'absence complète d'activité musculaire.

Que le tonus vienne à manquer dans un des groupes antagonistes, l'harmonie sera rompue : l'autre groupe, désormais sans contrepoids, provoquera une déformation de la main.

La main étant au repos, comment les doigts se mettront-ils en mouvement ?

A la suite d'une excitation nerveuse portant sur un groupe de muscles, ceux-ci se raccourcissent, se contractent, triomphent du tonus musculaire des antagonistes et, selon le cas, fléchissent ou étendent les doigts, leur impriment des mouvements de latéralité, etc. Ces mouvements sont des plus variés. Tantôt c'est le doigt qui se déplace en entier, tantôt c'est seulement une ou deux phalanges qui se meuvent. Les mouvements sont d'autant plus précis qu'ils sont commandés par une volonté plus réfléchie.

Nous n'entrerons pas dans le détail de tous les mouvements possibles des doigts et dans l'énumération des muscles agissants, mais nous ne voudrions pas quitter ce chapitre sans rappeler les résultats auxquels Beaunis est arrivé dans l'étude de la physiologie musculaire.

Nous avons dit plus haut que, lorsqu'un muscle se contracte, son antagoniste n'oppose d'autre résistance que sa tonicité. Telle a été longtemps la doctrine classique. Or Winslow, puis Duchenne (de Boulogne), et surtout Beaunis, ont constaté son inexactitude.

« Les muscles antagonistes ne sont pas, comme on l'admet généralement, les uns actifs, les autres passifs dans un mouvement donné, mais, au contraire, ils interviennent tous dans ce mouvement, et le mouvement total n'est que la résultante des actions qui se passent au même moment dans les muscles antagonistes.

» L'innervation centrale se distribue donc à la fois dans les muscles opposés, fléchisseurs et extenseurs par exemple, et il y a une véritable synergie ou, comme dit Duchenne, une harmonie des antagonistes. » (Beaunis.)

« L'exécution précise d'un mouvement mesuré d'extension ou de flexion, dit Waller, exige l'intégrité des muscles antagonistes aussi bien que de ceux qui produisent le mouvement voulu. » Cette loi ne souffre d'exceptions que lorsque les mouvements sont très rapides et lorsqu'ils s'exercent contre une résistance extérieure insurmontable.

Ainsi, pour devenir effective et produire un mouvement donné, la contraction d'un muscle ou d'un groupe musculaire aura d'abord à vaincre, aux doigts comme ailleurs, non seulement le tonus, mais encore un certain degré de contraction des antagonistes.

CHAPITRE II

QU'EST-CE QUE LA « GRIFFE CUBITALE » ?
DESCRIPTION

Quand, par une cause quelconque, un nerf mixte se trouve paralysé, il est constant d'observer, au bout d'un temps plus ou moins long, des troubles divers dans la région où se distribuent les filets nerveux fonctionnellement abolis.

Ces troubles sont de trois sortes :

1° Troubles de la motilité. Les muscles actionnés par le nerf paralysé sont frappés d'impuissance.

2° Troubles de la sensibilité. On note des phénomènes d'anesthésie, d'hyperesthésie, des perversions de la sensibilité.

3° Troubles trophiques. Les muscles paralysés s'atrophient ; la peau présente des éruptions, des ulcérations, etc.

Lorsque, en particulier, la lésion porte sur le nerf cubital, il se produit, en outre des troubles de la sensibilité et des troubles trophiques, des troubles moteurs qui impriment à la main une déformation caractéristique. Celle-ci, qui nous intéresse plus spécialement, a reçu le nom de *griffe cubitale*.

Sous quel aspect cette griffe se présente-t-elle à l'observateur ?

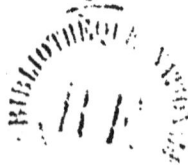

2

- 18 -

Dans une excellente thèse sur les déformations de la main, Meillet la décrit ainsi :

« La griffe cubitale est surtout très apparente quand la main est dans l'extension, le métacarpe est un peu renversé en arrière, les quatre premières phalanges sont aussi entraînées dans l'extension, tandis que les deuxième et troisième des deux derniers doigts seulement sont fléchies passivement. La flexion de ces phalanges peut aller jusqu'à amener la pulpe des extrémités digitales en contact avec la paume de la main, de même que le renversement en arrière des premières phalanges fait saillir en avant la tête des métacarpiens ; et Duchenne a même vu dans un cas une semi-luxation métacarpo-phalangienne en avant. Quant aux deuxième et troisième phalanges des deux premiers doigts, elles sont inclinées en avant.

« Cependant ces doigts restent presque droits et leur attitude, malgré cette tendance à la flexion, fait un contraste frappant avec la flexion si prononcée que l'on voit aux deux dernières phalanges extrêmes des deux derniers doigts. C'est la caractéristique de la griffe cubitale.» (Meillet.)

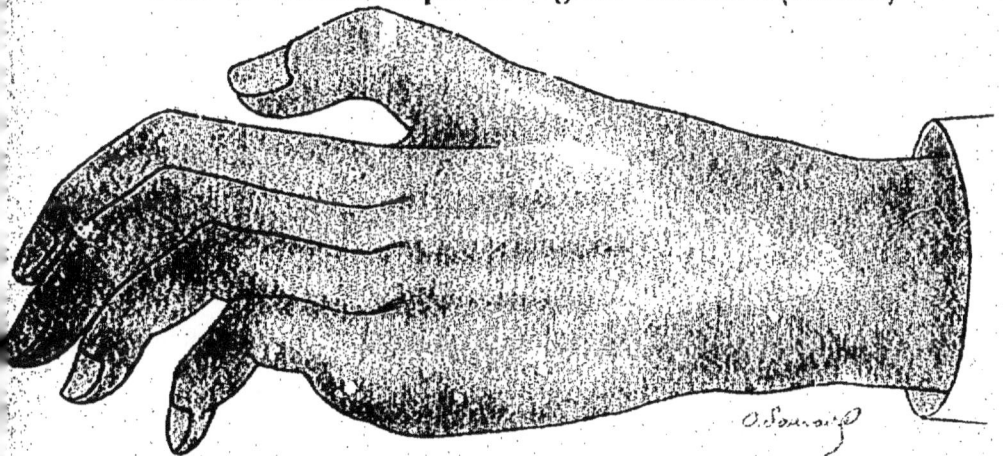

1. — Figure représentant la griffe cubitale qui fait l'objet de notre observation

Duret a publié, dans la Revue Photographique des Hôpitaux, en mai 1872, une observation, prise avec le plus grand soin, de griffe cubitale due à une lésion traumatique de ce nerf. Il s'agit d'un cas typique qui montre avec une parfaite netteté quel est l'aspect d'une main affectée de griffe cubitale.

Nous laissons la parole à Duret :

« La main, légèrement inclinée sur le bord cubital, est petite et aplatie. La région hypothénar, non seulement n'offre plus aucun relief, mais paraît creusée. Une saillie marque encore la région thénar ; toutefois, elle s'étend moins loin, en haut et sur l'axe de la main ; il semble qu'un manchon de parties molles emboîte la racine du métacarpien ; mais au lieu d'une saillie qui gagne, en mourant, la partie moyenne de la main, c'est une sorte de gouttière très nette qui, en dedans, limite cette région. La face palmaire du pouce regarde normalement un peu en dedans ; ici, elle semble forcée, et répond au bord externe de l'indicateur. L'angle qui sépare le pouce de l'indicateur est aussi plus profond et moins arrondi.

« L'indicateur est légèrement fléchi dans son articulation phalango-phalanginienne, mais peut cependant être étendu assez facilement. Le médius est fléchi davantage, et l'angle existe dans les deux dernières articulations des phalanges.

« Il est complètement impossible d'étendre la deuxième phalange sur la première ; au contraire, l'extension de la troisième sur la deuxième peut s'accomplir.

« L'annulaire et le petit doigt sont fortement infléchis dans les articulations des deux dernières phalanges, et leur pulpe touche la paume de la main. De plus, leurs axes sont inclinés vers l'axe médian. Il est complètement impossible de redresser la phalangine sur la phalangette et celle-ci sur la première phalange. Au contraire, les articulations métacarpo-phalangiennes de tous les doigts, même des deux derniers, sont mobiles et exécutent leurs mouvements de flexion et d'extension comme à l'état normal.

« Signalons encore la présence singulière d'une espèce d'échancrure en forme d'ulcération au bord libre des ongles des deux derniers doigts. Peut-être l'atrophie du filet sous-unguéal des rameaux du cubital était-elle la cause de cette lésion assez nettement caractérisée.

« La région dorsale de la main n'offre de particulier que la saillie du dos des métacarpiens et le creux très prononcé des espaces interosseux. » (Duret.)

La griffe, dont on vient de lire la description, est une griffe ancienne. La déformation y est portée à son comble. Mais il faut bien savoir que le plus souvent la griffe cubitale est beaucoup moins accentuée. Il est même des cas où, pour la rendre apparente, il est nécessaire de donner au sujet l'ordre d'étendre les doigts. Grâce à ce subterfuge, on voit alors se dessiner la griffe avec ses caractères bien spéciaux, les premières phalanges en hyperextension sur les métacarpiens, et les deuxièmes et troisièmes phalanges fléchies surtout au niveau des deux derniers doigts.

Nous reviendrons d'ailleurs là-dessus dans le chapitre IV, lorsque nous étudierons les troubles de la motilité dans la griffe cubitale.

CHAPITRE III

ÉTUDE DU MÉCANISME SUIVANT LEQUEL SE PRODUIT LA DÉFORMATION DE LA MAIN DITE *GRIFFE CUBITALE*.

La paralysie du nerf cubital se traduit, avons-nous vu, par celle des muscles qu'il innerve, et qui sont : le cubital antérieur et les faisceaux internes du fléchisseur profond, à l'avant-bras ; les interosseux, les deux derniers lombricaux, l'adducteur du pouce et tous les muscles de l'éminence hypothénar, au niveau de la main.

Disons tout de suite que les muscles dont la paralysie engendre la *griffe cubitale* sont les interosseux, auxquels il faut adjoindre les deux derniers lombricaux qui ont une action de renforcement.

Il est indispensable de connaître l'anatomie de ces muscles et leur fonctionnement normal pour bien comprendre comment se forme la griffe.

A. — ESQUISSE ANATOMIQUE DES MUSCLES INTEROSSEUX ET LOMBRICAUX

1. *Interosseux.* — C'est à Galien que l'on doit la découverte anatomique des interosseux. Fallope, Winslow, Boyer, Cruveilhier ont, à une époque plus récente, repris les notions données par Galien. Mais c'est Duchenne (de

Boulogne) qui a établi définitivement l'anatomie de ces
muscles.

Nous n'insisterons pas sur la division des interosseux
en palmaires (trois) et en dorsaux (quatre), sur leur situation dans les espaces intermétacarpiens, sur leur mode
d'insertion au niveau des métacarpiens comme point fixe.

Ce qui nous importe, par-dessus tout, c'est de nous
rendre un compte exact de la disposition toute particulière qu'affectent les interosseux dans leur insertion mobile, c'est-à-dire aux phalanges.

Arrivés dans le voisinage de l'articulation métacarpo-
phalangienne, les interosseux émettent chacun un tendon
qui se bifurque aussitôt. Par analogie avec le biceps, on
a quelquefois donné aux deux branches la dénomination
de *longue portion* et de *courte portion* (Testut).

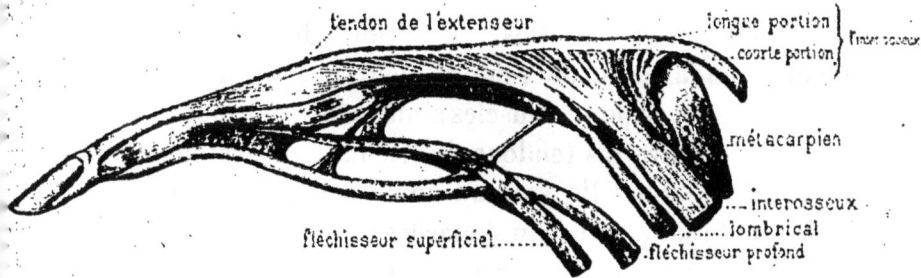

II. — Figure destinée à montrer les insertions des interosseux et des
lombricaux au niveau des phalanges (d'après Toldt).

a) La longue portion de l'interosseux a été reconnue
par Cruveilhier. Cet anatomiste a observé le premier
que les bandelettes latérales qui vont à la troisième phalange, sont en grande partie la continuation des tendons
réunis des interosseux et des lombricaux. La longue
portion se termine, en effet, sur le tendon de l'extenseur
correspondant, depuis la première phalange jusqu'à la
troisième. Dans ce parcours, les tendons de l'extenseur

et du lombrical, ainsi que le chef « major » du tendon de l'interosseux, se fusionnent pour former ce que les auteurs allemands appellent l'aponévrose de l'extenseur commun (*aponeurosis extensoris communis*).

b) La courte portion du tendon de l'interosseux, ou chef « minor », est formée de fibres qui se séparent de la longue portion au niveau de l'articulation métacarpo-phalangienne, divergent en un large éventail, véritable lame fibro-aponévrotique, et se fixent à l'extrémité postérieure de la première phalange, sur le côté correspondant à celui du métacarpien où le muscle a pris ses insertions les plus étendues.

La figure que nous avons fait reproduire ci-dessus et qui est empruntée à l'*Anatomischer Atlas* de Carl Toldt, éclaircit suffisamment ces données anatomiques.

II. *Lombricaux.* — Les lombricaux, dont le tendon constitue un faisceau de renforcement au tendon des interosseux, sont de petits muscles situés à la partie moyenne de la main, entre les tendons du fléchisseur profond et sur le même plan. Ils sont au nombre de quatre, et occupent toute la hauteur du métacarpe.

Chacun d'eux s'insère sur les deux tendons du fléchisseur profond entre lesquels il est situé, exception faite pour le premier lombrical, qui s'insère exclusivement sur le tendon destiné au deuxième doigt.

De là, les quatre muscles se portent en bas. Arrivés à la base des doigts, ils prennent une direction oblique en arrière et en dehors, gagnent le côté radial de l'articulation métacarpo-phalangienne des quatre derniers doigts, et se terminent là, en « un tendon qui, suivant la longueur des doigts, à leur partie externe, contracte des adhérences avec l'extenseur commun, et finit à la troisième phalange». Cette citation est traduite de Colombus, célèbre anatomiste du XVIᵉ siècle, qui a été le premier auteur à signaler cette disposition anatomique des lombricaux. Voici, d'ailleurs, comment s'exprime Colombus : « Desinunt autem (vermiculares) in teretem et nerveum tendinem et per internos digitos delati juxta eorum longitudinem, adhærescunt tendinibus primi musculi exterioris, a quibus quatuor digiti extendebantur et in tertium articulum suis finibus immituntur. »

B. — Action physiologique des interosseux
et des lombricaux

Duchenne (de Boulogne) a établi expérimentalement et pour la première fois :

1° Que les interosseux et les lombricaux sont les véritables extenseurs des deux dernières phalanges, et que les extenseurs des doigts n'ont d'action physiologique que sur les premières ;

2° Que les interosseux et les lombricaux sont les fléchisseurs des premières phalanges ;

3° Que ces muscles ne peuvent étendre les deux dernières phalanges sans fléchir les premières, et inversement.

L'anatomie rend bien compte de la disposition ingénieuse à laquelle a dû recourir la nature pour que ces muscles soient capables d'exécuter en même temps deux mouvements opposés avec une grande énergie.

« En effet, dans la première partie de leur trajet, c'est-à-dire de l'extrémité inférieure et antéro-latérale du carpe à l'extrémité inférieure et postérieure de la première phalange, les tendons des interosseux et des lombricaux ont une direction oblique d'avant en arrière et de haut en bas, de telle sorte que, pendant la contraction de ces muscles, le point mobile étant à l'articulation métacarpo-phalangienne, et le point fixe à l'extrémité inférieure du premier métacarpien, la première phalange est nécessairement entraînée dans la flexion, d'autant plus énergiquement que ces tendons agissent principalement sur l'extrémité du levier représenté par cette phalange.

« Dans la seconde partie de leur trajet, c'est-à-dire de l'extrémité inférieure de la première phalange à l'extrémité supérieure de la troisième, ces mêmes tendons marchent sur la face postérieure des deux dernières phalanges et parallèlement à leur axe longitudinal. Il en résulte que la contraction des muscles, qui donnent naissance à ces tendons, ne peut produire autre chose que l'extension de la troisième et ensuite de la deuxième phalange. Or, la contraction des interosseux et des lombricaux agissant également sur toute l'étendue de leurs tendons, les deux mouvements en sens inverse de flexion de la première phalange et d'extension des deux dernières, ont nécessairement lieu simultanément. » (Duchenne, de Boulogne.)

On serait porté à croire, au premier abord, que la courte portion du tendon de l'interosseux, étant donné son insertion exclusive au niveau de la première phalange, on pourrait croire, disons-nous, que cette courte portion est spécialement chargée de fléchir la première phalange, tandis que la longue portion aurait en propre la mission d'étendre les deux dernières.

Il a cependant été démontré par Duchenne que, si la longue portion est bien en effet l'agent commis à l'extension des deux dernières phalanges, la courte portion est surtout affectée aux mouvements de latéralité des doigts, encore qu'elle puisse produire à un faible degré la flexion de la première phalange, indépendamment du rôle d'abduction et d'adduction qui lui est plus spécialement dévolu. Mais, par-dessus tout, c'est la longue portion des interosseux qui est chargée de fléchir la première phalange.

En résumé, les lombricaux et les interosseux fléchissent la première phalange et étendent les deux dernières.

La preuve que telles sont bien les fonctions des interosseux et des lombricaux, c'est que l'extension des deux dernières phalanges n'est pas atteinte dans son intégralité, en dépit de la paralysie des extenseurs communs et propres des doigts. De même, la suppression fonctionnelle des fléchisseurs superficiel et profond n'altère pas le mouvement de flexion des premières phalanges ; mais si les interosseux et les lombricaux cessent de fonctionner normalement, la flexion des premières phalanges est aussitôt supprimée.

Nous n'entrerons pas dans l'étude des mouvements de latéralité des doigts, bien que ces mouvements soient provoqués par les interosseux. Ce qui nous intéresse avant tout, c'est l'action des muscles dans le sens antéro-postérieur, action que nous venons d'expliquer.

C. — APPARITION DE LA GRIFFE CUBITALE CONSÉCUTIVEMENT A L'ABOLITION FONCTIONNELLE DES INTEROSSEUX ET DES LOMBRICAUX.

Après les développements anatomo-physiologiques qui précèdent, il sera facile de comprendre à quel genre de déformation doit donner lieu la paralysie des interosseux et des lombricaux.

Dans le chapitre premier, nous avons vu comment, la

main étant au repos, la tonicité des muscles antagonistes des doigts se contrebalance exactement. Il en résulte que les phalanges se trouvent à l'état d'équilibre, dans une attitude intermédiaire entre la flexion et l'extension.

Cette harmonie disparaît dès que les interosseux et les lombricaux sont paralysés et ne modèrent plus l'action tonique des muscles antagonistes. Ceux-ci, c'est-à-dire les extenseurs commun et propre d'une part, les fléchisseurs superficiel et profond de l'autre, se rétractent progressivement, étendant les premières phalanges sur les métacarpiens et fléchissant les deux dernières d'une manière continue. Dans l'intervalle des contractions volontaires, les doigts ne reprennent pas leur attitude normale ; les premières phalanges font avec les métacarpiens un angle obtus ouvert du côté de la face dorsale de la main, et les deux dernières phalanges restent dans un état de flexion forcée.

Ainsi se trouve réalisée la griffe cubitale.

Il faut remarquer que la flexion des deux dernières phalanges ne s'observe presque pas dans l'index et le médius. Voici comment Letiévant interprète ce fait : « Ici, dit-il, les deux premiers lombricaux suppléent les premiers interosseux. Ces lombricaux prennent un point d'appui fixe sur les tendons des deux faisceaux externes, non paralysés, du fléchisseur profond ; ils agissent alors sur l'aponévrose commune à eux et aux interosseux (aponévrose de Duchenne) et fléchissent la première phalange du médius et de l'index en même temps qu'ils redressent les deux dernières phalanges. Cet effet est sans doute moins complet que lorsqu'il est produit par ses agents naturels, mais enfin il existe. Pour l'annulaire et le petit doigt, il ne pouvait en être ainsi. Les deux premiers lombricaux prennent un point d'appui sur les tendons des deux faisceaux internes du fléchisseur profond. Ces deux faisceaux sont paralysés. C'est donc un point d'appui mobile que fournissent ces tendons. Ce manque de fixité dans leurs insertions ne permet pas aux lombricaux de fléchir la première phalange de l'annulaire et du petit doigt, ni de redresser les deux dernières. »

Quelle que soit la part d'exactitude que renferme l'explication de Letiévant, nous nous rallions plutôt à l'opinion de Duchenne, qui pense que si les deux derniers lombricaux ne suppléent pas les interosseux, c'est tout simplement parce que ces deux muscles, innervés par le cubital, sont entièrement paralysés.

Quant aux deux lombricaux externes, comme ils reçoivent leurs filets nerveux du médian, ils suppléent en partie les interosseux; aussi, la flexion du médius et de l'index est-elle beaucoup moins accusée que celle de l'annulaire et du petit doigt, et leurs dernières phalanges jouissent-elles encore de quelques mouvements.

Il faut bien noter que, tant qu'à la paralysie n'est pas venue se superposer la rétractilité des muscles atrophiés, le malade peut sans difficulté, avec la main demeurée saine, maintenir les doigts dans la rectitude ; mais en les lâchant, ils retombent en quelque sorte dans le creux palmaire.

CHAPITRE IV

TROUBLES DE LA MOTILITÉ, DE LA SENSIBILITÉ ET DE LA NUTRITION DANS LA GRIFFE CUBITALE

La main, affectée à la déformation qui fait l'objet de notre étude, n'est pas sans éprouver une profonde perturbation tant du côté de la motilité que du côté de la sensibilité et de la nutrition.

Nous allons donc passer en revue, dans trois paragraphes successifs, les troubles moteurs, sensitifs et trophiques dans la griffe cubitale.

A. — TROUBLES DE LA MOTILITÉ

L'annulaire et le petit doigt ne se fléchissant presque pas dans leur première phalange, ne peuvent saisir énergiquement les objets. Par leur flexion constante dans leur deuxième et troisième phalanges, ils se heurtent à tout corps dont la main veut s'emparer, de sorte que le jeu des autres doigts est considérablement gêné.

L'index et le médius, grâce à leurs lombricaux demeurés intacts, sont encore capables de donner une certaine amplitude à leurs mouvements de flexion et d'extension.

Le pouce, malgré la paralysie de son adducteur innervé par le cubital, n'a pas complètement perdu son mouve-

ment d'adduction, à cause de la *suppléance motrice* (1)
de l'opposant qui reçoit l'influx nerveux du médian.

Le pouce et l'index peuvent encore saisir des objets
fins. Une plume, par exemple, est maintenue assez vigou-
reusement entre le pouce et les deux premiers doigts,
mais l'acte d'écrire ne pourra être longtemps prolongé ; la
fatigue arrivera très rapidement. Un peintre ne pourra
plus se livrer à l'exercice de sa profession, tant il aura de
peine à manier son pinceau.

Enfin, la paralysie des interosseux aura encore pour
conséquence de rendre impossibles ou tout au moins très
difficiles l'écartement et le rapprochement des doigts.
Nous savons, en effet, qu'en outre de leurs fonctions de
fléchisseurs de la première phalange et d'extenseurs des
deux dernières, les interosseux président aux mouvements
de latéralité des doigts, adduction et abduction.

Nous négligerons l'étude de la motilité des petits muscles de la région thénarienne, dont les fonctions sont, du
reste, très restreintes à l'état normal.

Mais il est un phénomène très intéressant que nous ne
saurions passer sous silence :

On a observé que la griffe cubitale s'exagère quand le

---

(1) La suppléance motrice a été étudiée avec beaucoup de soin
par Bouverot (Thèse de Lyon, 1879). Voici comment cet auteur
s'exprime dans ses conclusions: « Lorsqu'un nerf mixte a été sectionné, il se fait un trouble dans les endroits de distribution de ce
nerf. Ce trouble porte soit sur un département moteur, soit sur un
département sensitif..... Pour les départements moteurs, les muscles qui en font partie perdent leurs fonctions..... Les muscles des
départements nerveux voisins, restés intacts, suppléent dans leurs
fonctions les muscles paralysés et permettent l'exercice de certains
mouvements qu'il ne faut pas confondre avec ceux qui sont produits
à l'état normal. C'est la suppléance motrice. »

sujet s'efforce de mettre les doigts en extension. Cette
notion est d'ailleurs utilisée pour rendre évidente la
déformation quand elle est peu marquée. En effet, si l'on
commande au sujet porteur d'une griffe cubitale d'étendre les doigts, voici ce qui se passe : Les premières phalanges ne se bornent pas à se ranger d'une façon recti-
ligne dans le prolongement des métacarpiens, comme
cela a lieu normalement ; elles continuent leur mouvement d'extension et se renversent en arrière, de manière à
former avec les métacarpiens un angle obtus. Quant aux
deuxièmes et troisièmes phalanges, surtout dans les deux
derniers doigts, elles se fléchissent davantage.

Comment expliquer ce phénomène ? M. le professeur
Forgue, dans une de ses leçons cliniques, a insisté tout
particulièrement sur ce point. Il a fait ressortir avec une
grande clarté :

1° Que l'hyperextension des premières phalanges est
due à deux causes : la première réside dans la contraction des extenseurs sollicitée par la volonté du sujet.

L'autre cause n'est autre que la paralysie des interosseux, fléchisseurs de la première phalange, antagonistes
par conséquent des extenseurs. Privés de leur tonicité
musculaire, les interosseux ne peuvent plus modérer
l'action des extenseurs auxquels ils servent normalement
de véritable frein.

2° Quant à la flexion plus prononcée des deux dernières
phalanges, M. le professeur Forgue l'explique ainsi :
Entraînées dans le mouvement d'hyperextension des premières phalanges, les deuxième et troisième phalanges
s'éloignent de la région palmaire. Mais, dès l'instant où
l'amplitude de leur mouvement atteint la limite d'expan-
sion des tendons des fléchisseurs superficiel et profond,

ceux-ci résistent, tirent sur les phalanges et augmentent ainsi leur flexion.

B. — TROUBLES DE LA SENSIBILITÉ

Nous rangerons les troubles sensitifs dans l'ordre suivant, qui nous est fourni par Brown-Sequard : 1° *sensibilité tactile*, 2° *fourmillements*, 3° *douleur*, 4° *sensibilité thermique*.

α) La sensibilité tactile disparaît rarement. Le sujet peut continuer le plus souvent à apprécier la finesse ou la rugosité des objets, leur forme.

β) L'impression de chatouillement, de fourmillement, est ressentie surtout lorsque la griffe est due à une compression du cubital répétée longtemps et à intervalles rapprochés. C'est en particulier ce qui s'observe dans les griffes dites « professionnelles ».

γ) Quand le cubital a été sectionné en totalité ou en partie, quand il est comprimé d'une façon permanente, le malade peut ressentir une véritable douleur, espèce de névralgie traumatique, laquelle est tantôt continue, tantôt intermittente. Chose remarquable, la section partielle, l'arrachement, la contusion du nerf, provoquent généralement des accès plus douloureux que la section complète.

En effet, « les lésions irritatives des nerfs sont, d'une manière générale, celles qui déterminent les troubles sensitifs les plus marqués » (de Parades).

Les phénomènes douloureux que nous venons de mentionner sont dus à la névrite concomitante et ne sont pas constants dans la griffe cubitale. Il en est de même des phénomènes d'anesthésie. Ceux-ci peuvent faire complètement défaut, ou se manifester en certains points extrê-

mement limités, ou au contraire se répartir dans toutes
les parties de la main innervées par le cubital.

Dans ce dernier cas, la plaque d'anesthésie comprend
la face palmaire du petit doigt, de la moitié interne de
l'annulaire, du tiers externe du creux de la main et de la
région hypothénarienne; à la face dorsale, le petit doigt,
l'annulaire et la face externe du troisième doigt ont également perdu leur sensibilité. L'anesthésie atteint son
maximum sur le bord interne de la région hypothénarienne;
elle est à son minimum sur le bord de la plaque. La sensibilité tactile persiste presque toujours. La température est
mal appréciée. La piqûre est partout ressentie, mais d'une
façon vague.

En somme, il y a plutôt une diminution de la sensibilité
qu'anesthésie véritable.

Or, n'est il pas surprenant que, même après la section
complète du cubital, les régions innervées par ce cordon
nerveux conservent encore une certaine sensibilité? Logi-
quement, celle-ci eût dû, semble-t-il, disparaître dans sa
totalité. Faut-il attribuer la sensibilité persistante à un
rétablissement de continuité du nerf? On ne peut s'arrê-
ter à cette explication, puisqu'il faut au moins un mois
avant que la régénération nerveuse s'effectue.

Letiévant et Bouverot ont résolu le problème. Nous
empruntons aux conclusions de la thèse de Bouverot les
lignes suivantes, qui rendent suffisamment compte d'un
fait en apparence si paradoxal :

« Il se déclare, peu de temps après la section du nerf,
sur la périphérie du département anesthésié, une zone
sensitive qui va graduellement en s'étendant.

« Cette sensibilité est plus ou moins intense, et au
centre existent des points, d'une étendue variable, conservant des caractères anesthésiques complets.

3

« La sensibilité que l'on retrouve dans l'étendue du département, est due aux filets anastomotiques directs ou récurrents existant avec les nerfs des départements voisins, et l'ébranlement à distance des papilles saines voisines.

« Il est possible, ainsi qu'il a été constaté dans certains faits, que cette sensibilité nouvelle soit aussi le résultat d'une néoplasie nerveuse ou formation nouvelle de réseaux nerveux.

« Ces trois modes de perception des sensations : anastomoses, ébranlement papillaire, réseaux nouveaux, constituent la suppléance sensitive. »

Ainsi, c'est grâce à la sensibilité suppléée que l'anesthésie n'est jamais absolument complète dans les territoires des nerfs paralysés.

δ) Mentionnons, pour terminer ce qui a rapport aux troubles sensitifs, que l'on constate souvent la *dissociation des sensibilités*. Certaines impressions sensitives continuent à être perçues, tandis que les autres font défaut. C'est ainsi que la sensibilité à la température manque le plus souvent (*thermo-anesthésie*), et cependant la sensibilité tactile et la sensibilité à la douleur sont encore conservées.

C. — Troubles de la nutrition ou troubles trophiques

Les troubles de la nutrition peuvent porter sur la peau et ses annexes, sur le tissu cellulaire, sur les os, sur les muscles.

Ces troubles sont tardifs et n'apparaissent pas avec une égale fréquence. Les plus constants sont ceux qui intéressent les muscles. Les autres font parfois défaut, surtout lorsque la griffe marche rapidement vers la guérison.

Que le cubital ait été complètement sectionné, ou lésé partiellement, il n'est pas rare de constater, au bout d'un certain temps, des altérations de la peau. Celle-ci devient sèche, jaune, semble épaissie ; d'autres fois, elle a un aspect lisse, luisant, d'un rouge plus ou moins foncé. Pour Charcot, il s'agirait d'une inflammation particulière de la peau aboutissant à l'atrophie du derme (*glossy skin*).

En même temps apparaissent souvent, mais assez tard, et précédées de douleurs névralgiques, des éruptions eczémateuses, sous l'aspect de vésicules confluentes et petites, ou de véritables bulles de pemphigus.

Les ongles deviennent raboteux, tombent ou s'incurvent.

Les poils parfois s'hypertrophient, se foncent, se hérissent ; on a aussi observé leur chute.

Les glandes sudoripares et sébacées s'atrophient, d'où sécheresse de la peau. Quelquefois, au contraire, la sécrétion s'exagère et exhale une odeur analogue à celle du vinaigre.

Weir-Mitchell et Letiévant ont fréquemment constaté que la température de la main affectée est moins élevée et la sensibilité au froid plus accentuée que du côté sain.

Le tissu cellulaire peut se gonfler, devenir œdémateux. On a vu les os, à la suite d'un processus d'ostéite raréfiante, présenter une grande fragilité. Mais la chose est très rare.

Les troubles de la nutrition les plus importants sont ceux qui sont caractérisés par l'atrophie musculaire. Celle-ci est parfaitement localisée ; elle ne porte que sur les muscles innervés par le cubital.

Sous l'influence de l'atrophie musculaire, la griffe cubitale s'accentue. L'éminence hypothénarienne présente une dépression à cause de l'atrophie des muscles de cette région. L'éminence thénarienne est creusée par la destruction de l'adducteur. La paume de la main est décharnée par l'atrophie des interosseux palmaires. Enfin, la disparition des interosseux dorsaux amène la formation de véritables rigoles entre les métacarpiens.

L'atrophie musculaire est un phénomène secondaire, tandis que la paralysie est un phénomène primitif. Cette atrophie peut généralement être appréciée au bout d'un mois. Elle se produit plus rapidement lorsque le nerf a été sectionné complètement que lorsqu'il a été comprimé.

Quelle est la pathogénie des troubles trophiques?

Il n'entre pas dans nos intentions d'exposer toutes les théories qui ont été proposées pour expliquer le mécanisme de ces troubles. Du reste, si de nombreuses hypothèses ont été édifiées, on n'a rien trouvé d'absolument certain. Bornons-nous à dire :

1° Que Ranvier et Robin ont invoqué la paralysie des nerfs vaso-moteurs, explication réfutée par Vulpian, et insoutenable de par les expériences de Claude Bernard et de Brown-Séquard;

2° Que Samuel et Onimus ont défendu la théorie des nerfs trophiques auxquels serait dévolu le rôle,« non pas d'opérer directement, mais d'activer dans la profondeur des tissus les échanges qui constituent l'assimilation et la désassimilation élémentaires ». L'existence des nerfs trophiques, en tant que nerfs distincts, est inadmissible, mais il est incontestable que les nerfs puisent dans le système nerveux leurs propriétés trophiques, de même qu'ils y puisent leurs propriétés motrices et sensitives. Cette théorie, bien qu'hypothétique, est aujourd'hui généralement admise.

CHAPITRE V

EXPOSÉ HISTORIQUE

En 1832, un médecin anglais, Calder, publia, dans la revue chirurgicale *Lancet*, de Londres, les observations qu'il avait notées à la suite d'une section du nerf cubital. Il remarqua bien les phénomènes paralytiques, la déformation de la main, mais le mécanisme de la griffe lui échappa.

Dans le *New-York Journal of medecine*, un Américain, M. Puel, fit paraître, en janvier 1844, un mémoire sur une forme particulière de paralysie, qui n'est autre que la paralysie du cubital. L'attitude de la main, en demi-flexion passive, l'abolition de certains mouvements, la disparition de la sensibilité des doigts y sont relatées. Toutefois, rien ne porte à croire que Puel se soit rendu compte de la localisation de la lésion.

A son tour, Jobert (de Lamballe) communiqua, dans une de ses leçons, en 1846, une observation de paralysie cubitale, mais sans donner d'explications.

En 1850, Tailhé (thèse de Paris), écrit sur la paralysie du cubital : « Lorsque la paralysie a sa source dans le nerf cubital, les doigts annulaire et auriculaire sont dans l'impossibilité de faire aucun mouvement, tous ceux des autres doigts restant intacts. »

Parmentier, dans un travail sur la *Paralysie du mouve*

ment des membres supérieurs paru, en 1855, dans le
Moniteur des Hôpitaux, dit : « Lorsque le nerf cubital est
paralysé, il est impossible d'écarter les doigts les uns des
autres ; la première phalange peut seule s'étendre sur le
métacarpien, tandis que la deuxième et la troisième sont
fléchies en manière de griffe. Enfin, aucun mouvement
ne peut être exécuté par les muscles de l'éminence
thénar. »

En 1867, Duchenne (de Boulogne) publie, dans son
immortel ouvrage la *Physiologie des mouvements*, l'ensemble des résultats de ses recherches, parus périodique-
ment dans les *Archives générales de médecine* depuis
1851. C'est à cet auteur que revient le mérite d'avoir
établi d'une manière définitive le mécanisme de la griffe
cubitale.

En 1883, M. Leudet attire l'attention sur les névrites
cubitales, quelquefois suivies de griffe, qui se dévelop-
pent dans l'exercice de certaines professions nécessitant
l'emploi d'un instrument qui contusionne l'éminence
hypothénarienne.

En 1885, dans une thèse soutenue à Paris, M. Piliotis
étudie la névrite cubitale d'origine dothiénentérique, et
publie des observations dans lesquelles cette névrite a
été suivie de griffe.

M. Laurençon a fait, en 1891, l'étude très conscien-
cieuse de la griffe cubitale chez les tailleurs de cristaux.

CHAPITRE VI

ETIOLOGIE

L'apparition de la griffe cubitale est déterminée par la paralysie du cubital, laquelle est due presque toujours à la névrite consécutive aux lésions du nerf.

Le cubital peut être atteint à l'aisselle, au bras, au coude, à l'avant-bras, au poignet ou à la main.

En premier lieu, il faut signaler les traumatismes qui seront occasionnés suivant le cas : 1° par des instruments piquants (baïonnette, épieu); 2° par des instruments tranchants (coups de couteau, de rasoir, morceaux de verre); 3° par des instruments contondants (chutes, éclats d'obus, coups de matraque); 4° par des projectiles d'armes à feu (balles de revolver, charges de plomb, balles de fusil de guerre).

Les fractures dont les fragments osseux meurtrissent le cubital, les cals vicieux qui englobent le nerf, les luxations, surtout la luxation de l'épaule, les tentatives de réduction de la luxation du coude sont également des causes de paralysie du cubital.

Mentionnons encore la compression, qu'elle soit due à une inflammation de voisinage, à une tumeur, à une cicatrice, à une tuméfaction *a frigore*.

Les infections (dothiénentérie), les intoxications,

(alcool, arsenic) peuvent déterminer une névrite du cubital avec formation de la griffe (voir obs. IX).

Rappelons enfin que les professions déterminant la
contusion habituelle et répétée du cubital, sont une cause
très intéressante de griffes dites *professionnelles* (voir les
obs. VII et VIII).

CHAPITRE VII

ANATOMIE PATHOLOGIQUE

Les altérations histologiques, constatées dans la griffe cubitale, portent sur les nerfs et sur les muscles.

a) Les nerfs présentent les lésions de la névrite aiguë ou de la névrite chronique.

La *névrite aiguë* est rarement suppurée. Le nerf est tuméfié, induré, d'une coloration gris-rougeâtre, strié d'un réseau vasculaire serré. La rougeur n'est pas uniforme. Des ponctuations rouge-foncé ou noirâtres indiquent çà et là la présence de petits épanchements sanguins. Un exsudat séreux ou séro-fibrineux s'insinue entre les faisceaux nerveux, imprègne les gaines lamelleuses et souvent se prolonge jusque dans la gaine conjonctive lâche qui entoure le nerf. Dans les cas extrêmes, le cordon nerveux enflammé, rouge brun, se ramollit et se déchire aisément.

Dans la *névrite chronique,* celle que l'on rencontre presque constamment dans le cas qui nous occupe, le nerf est toujours gros, dur, parfois très augmenté de volume (névrite hypertrophique), et il peut avoir une dureté analogue à celle d'un tendon. Le nerf est blanc ou grisâtre, avec des arborisations à sa surface. A la coupe on ne retrouve plus ou presque plus le relief des tubes nerveux. Un tissu conjonctif néoformé, gris-rougeâtre, occupe presque toute l'épaisseur du nerf.

La névrite chronique est interstitielle ou parenchymateuse.

Parenchymateuse, elle porte surtout sur les tubes nerveux ; les noyaux de la gaine de Schwan prolifèrent, la myéline se segmente, le cylindre-axe peu à peu se détruit. Cette forme de névrite est surtout fréquente dans les paralysies d'origine infectieuse ou toxique.

Dans la *forme interstitielle*, la sclérose prédomine, limitée parfois aux couches lamelleuses les plus externes; c'est la périnévrite, mais celle-ci n'existe guère isolément comme entité morbide distincte. Le nerf est cloisonné par des travées de tissu conjonctif qui occupent près de la totalité de sa masse. Mais, sauf de rares exceptions, les tubes nerveux ne restent pas intacts; on observe la segmentation de la myéline et la fragmentation du cylindre-axe. Cependant des fibres saines se rencontrent encore à côté des faisceaux atrophiés.

Dans quelques cas, le nerf n'est plus qu'un cordon fibreux. La névrite est donc plutôt mixte.

La névrite interstitielle se rencontre dans les cas où le nerf se trouve lésé par un traumatisme, une compression, etc.

b L'atrophie musculaire déterminée par la lésion nerveuse (*Neurogene Muskelatrophie* des Allemands), se caractérise par les altérations suivantes :

Les muscles ont une coloration plus pâle qu'à l'état normal, leur consistance est dure, fibreuse. Dans les cas de pseudo-hypertrophie, la teinte est jaunâtre et la consistance mollasse.

Les altérations portent sur la fibre musculaire elle-même et sur le tissu conjonctif intra-musculaire.

Quand la prolifération conjonctive l'emporte sur l'infiltration graisseuse, les muscles sont réduits de volume, scléreux, blanchâtres et souvent rétractés. Quand l'infiltration graisseuse, dans les interstices musculaires, est prédominante, le muscle présente une *pseudo-hypertrophie*.

Les fibres musculaires diminuent de volume, puis disparaissent, laissant vide le sarcolemme qui les entourait. C'est donc une atrophie simple. Rarement la fibre musculaire est altérée ; dans quelques cas, on a cependant observé la multiplication des noyaux du sarcolemme, ou encore la dégénérescence colloïde ou granuleuse de la fibre.

Le processus débute par le tissu conjonctif. Celui-ci prolifère, se sclérose ou subit la dégénérescence graisseuse, et étouffe par compression l'élément contractile du muscle.

L'atrophie musculaire se faisant en longueur, il en résulte des rétractions tendineuses qui, nous l'avons vu, viennent tardivement accentuer la griffe cubitale.

CHAPITRE VIII

DIAGNOSTIC

La griffe cubitale peut être confondue avec d'autres déformations de la main, en particulier avec celles qui sont occasionnées par l'atrophie musculaire progressive, à son début par le membre supérieur, par la rétraction de l'aponévrose palmaire et par la contracture des extrémités.

La notion des commémoratifs (traumatismes, fractures, etc., au niveau du membre supérieur), un examen minutieux de la région affectée, feront éviter l'erreur.

Dans l'atrophie musculaire progressive, les muscles de l'éminence thénar sont atrophiés, l'opposition du premier doigt est impossible, le long extenseur du pouce devient prépondérant et attire en arrière et en dehors le premier métacarpien. Les lombricaux et les interosseux s'atrophient à leur tour et déterminent une griffe, laquelle porte d'une façon égale sur les quatre derniers doigts, tandis que, dans la griffe propre à la lésion du nerf cubital, les deux derniers doigts sont plus crochus que l'index et le médius.

Comme dans la griffe cubitale, la griffe, due à la rétraction de l'aponévrose palmaire, est surtout accentuée au niveau des deux derniers doigts, mais on n'y constate pas l'extension de la première phalange sur le métacarpien ; de plus, c'est surtout la deuxième phalange qui s'incline sur la première, la troisième conservant sur la seconde sa position normale. Si le sujet veut étendre son doigt de force, un pli se soulève qui part de la phalange fléchie de son doigt malade pour aller mourir dans la paume de la main. Ce pli est déterminé par la tension des fibres de l'aponévrose palmaire rétractée. Enfin, à aucun moment, on ne constate l'atrophie des interosseux.

On reconnaîtra la contracture des extrémités en se reportant à la description qu'en donne Trousseau :

« Aux extrémités supérieures, le pouce est énergiquement entraîné dans l'adduction forcée ; les doigts, serrés les uns contre les autres, se fléchissent à demi sur lui, le mouvement de flexion ne s'opérant ordinairement que dans l'articulation métacarpo-phalangienne ; la main, dont la paume se creuse par le rapprochement de ses deux bords externe et interne, affecte alors la forme d'un cône, ou, si vous le voulez, celle que prend la main de l'accoucheur, lorsqu'il veut l'introduire dans le vagin. D'autres fois l'index, plus fortement fléchi que les autres doigts, se place en partie sous eux, ou encore, le pouce plié dans la paume de la main et recouvert par les doigts pliés eux-mêmes, et si fortement que les ongles s'impriment sur la peau, tellement serrés les uns contre les autres, que, dans une observation rapportée par M. Hérard, de véritables eschares furent la conséquence de cette compression longtemps prolongée. La convulsion peut n'affecter que le pouce, ce qui est rare, mais elle peut gagner le poignet. »

On voit que la confusion de la griffe cubitale avec la contracture des extrémités sera difficile à commettre.

Enfin, pour reconnaître quels sont les muscles paralysés et quel est le degré de leur paralysie respective, on aura recours à l'électrisation localisée. La technique et la discussion des résultats de cette opération ont été très bien exposés par Duchenne (de Boulogne), qui en est l'inventeur, et par Estore dans sa thèse sur l'*Electro-Diagnostic* (Thèse de Montpellier, 1883). Nous ne saurions mieux faire que de renvoyer à ces auteurs.

CHAPITRE IX

MARCHE.— PRONOSTIC. — TRAITEMENT

1° *Marche.*— La griffe cubitale ne s'installe pas d'emblée après une lésion du nerf. Ce n'est que peu à peu, et d'une façon remarquablement progressive, qu'on la voit se manifester. Elle est ordinairement peu marquée tant que l'atrophie musculaire n'est pas venue ajouter ses effets à ceux de la paralysie. Or, cette atrophie, qui peut manquer dans certains cas, apparaît toujours tardivement.

Mais dès qu'elle est devenue évidente, les déformations de la main déjà produites par la paralysie s'accentuent, et c'est alors que peuvent apparaître d'autres accidents. C'est ainsi que dans les griffes anciennes et invétérées « ce n'est plus seulement une simple difformité de la main que l'on observe, c'est la déformation des surfaces articulaires ou des liens ligamenteux, désordres graves qui privent complètement les malades de l'usage de leurs mains » (Duchenne). On peut voir des subluxations des premières phalanges sur les os du métacarpe. L'absence de mouvement des doigts et l'impotence forcée de la main peuvent amener l'ankylose des articulations interdigitales.

2° *Pronostic.* — Le pronostic *quoad vitam* de la griffe cubitale est favorable. Les jours du malade ne courent aucun danger, mais l'affection peut persister indéfiniment. Celle-ci sera rapidement améliorée et guérie par le traitement, si elle est due à une paralysie consécutive à la compression ou à la contusion du cubital. Au contraire, s'il y a une perte de substance nerveuse, la griffe peut ne jamais disparaître. Dans les cas de section simple du nerf, la régénération s'effectuera souvent spontanément. On pourra la hâter par la suture des deux bouts du nerf.

L'exploration électro-musculaire a conduit Duchenne à formuler les propositions que nous reproduisons ci-dessous, relativement au pronostic des paralysies des nerfs mixtes, propositions applicables au pronostic de la paralysie cubitale, donc à celui de la griffe :

« I. — Le pronostic des paralysies consécutives aux lésions traumatiques des nerfs ne saurait être établi exactement sans l'exploration électro-musculaire.

« II. — La gravité d'une paralysie consécutive à la lésion d'un nerf mixte est en raison directe de l'affaiblissement de la contractilité et de la sensibilité électrique des muscles auxquels ce nerf conduit l'excitant nerveux.

« III. — Le pronostic des paralysies traumatiques est beaucoup moins grave lorsque, la contractilité électro-musculaire étant éteinte, la sensibilité des muscles est conservée ou simplement faiblement diminuée.

« IV. — L'intégrité de la contractilité électrique des muscles paralysés, consécutivement à une lésion traumatique des nerfs mixtes, est un signe favorable.

« V. — Dans le cas de suture d'un nerf mixte, l'exploration de l'état de la contractilité électro-musculaire fournit un excellent signe pronostique de la paralysie et de la lésion trophique des muscles innervés par le nerf au-dessus et au-dessous de sa division. »

3° *Traitement.* — Nous serons très bref sur le traitement de la griffe cubitale, lequel n'est autre que celui de la paralysie du nerf.

Quand il y a une cause traumatique, la première indication est de la traiter. On supprimera les corps étrangers qui peuvent, lors de la section du nerf, séjourner dans son voisinage (esquilles, projectiles, bourres, débris de vêtements). On soignera la plaie, on réduira la fracture, la luxation.

On fera disparaître les causes de compression du nerf. On enlèvera les tumeurs, on percera les abcès, on dégagera le cubital étranglé par un cal ou par une cicatrice vicieuse.

Enfin, il faudra traiter l'infection ou l'intoxication, responsables, dans certains cas, de la production de la griffe.

Les moyens thérapeutiques que nous venons d'énumérer n'ont d'autre but et d'autre résultat que de redonner au nerf cubital ses rapports normaux et d'en écarter les causes qui le lèsent. C'est d'ailleurs la façon la plus efficace de préparer le nerf à l'action d'une médication plus directe.

Ici une question se pose. La suture nerveuse est-elle une opération recommandable ? Des discussions passionnées s'élevèrent à ce sujet, il y a quelques années. Le Dentu pense qu'il faut toujours tenter la suture. Terrier attribue à celle-ci les troubles trophiques qu'on aurait constatés à la suite de son exécution. En définitive, la plupart des chirurgiens sont aujourd'hui d'avis de pratiquer la suture d'un nerf sectionné.

Contre la paralysie elle-même, on emploiera l'électricité, les frictions, les douches, le massage, la gymnastique, etc.

De tous ces procédés, celui qui donne les meilleurs résultats est, sans contredit, l'électrothérapie.

Duchenne a préconisé le courant induit, Remak a donné la préférence au courant continu dans le traitement électrique des paralysies. D'après Erb, l'un et l'autre ont des propriétés antiparalytiques, mais un peu différentes, le premier excitant surtout les muscles ainsi que les nerfs engourdis plutôt qu'interrompus, le second agissant plus spécialement sur la nutrition musculaire et favorisant la régénération des fibres nerveuses.

« Il y a toujours, dit Onimus, une atrophie musculaire plus ou moins grande, il faut donc diriger le traitement sur les nerfs et sur les muscles et employer en même temps les courants continus et les courants induits : les courants continus pour agir sur la nutrition générale et surtout pour ramener l'excitabilité des nerfs, les courants induits pour agir sur le fonctionnement des muscles.

« Dans l'application des courants continus, on place le pôle positif sur la moelle et, dans tous les cas, au-dessus du point lésé; le pôle négatif est placé sur le point lésé ou un peu au-dessous, afin de comprendre la partie malade du nerf entre les deux pôles. On emploiera, suivant le cas, de 30 à 60 éléments. » (Onimus.)

L'élongation du nerf paralysé a été préconisée comme procédé thérapeutique. Mais cette opération est souvent infidèle dans ses résultats, et n'est pas, du reste, d'une innocuité absolue.

Nous ne mentionnerons enfin la médication interne (strychnine, brucine, etc.) que pour en constater l'impuissance.

CHAPITRE X

OBSERVATIONS

Observation première

(Personnelle. — Recueillie dans le service de M. le professeur Forgue,
qui en a fait l'objet d'une très intéressante leçon clinique.)

Coup de feu au tiers inférieur de l'avant-bras. — Lésion du nerf cubital.
Paralysie et griffe consécutives.

Irénée C..., 17 ans, cultivateur, entre le 1er novembre 1903 dans
le service de M. le professeur Forgue, salle Delpech, lit n° 28, pour
une fracture au tiers inférieur du cubitus droit, produite par un
coup de feu. Le malade est entré à l'hôpital le jour même où il a
reçu sa blessure.

La charge de plomb qui a déterminé la lésion a pénétré dans la
région interne de l'avant-bras droit, à 3 cent. 5 au-dessus de
l'apophyse styloïde du cubitus et est ressortie par la région antéro-
externe, à 1 cent. 5 en dehors de la ligne médiane et à 12 cent.
au-dessus de l'articulation radio-carpienne.

A l'examen radiographique on constate une fracture de la partie
inférieure du cubitus avec esquilles osseuses, située à 3 cent. 5
au-dessus de l'apophyse styloïde.

Pas de déplacement des fragments. Grains de plomb très
nombreux.

Les mouvements spontanés des doigts sont nuls.

On constate une zone d'anesthésie cutanée limitée au petit doigt
et à la région interne de la main.

5 janvier 1904. — Le malade se présente, l'avant-bras droit fléchi
sur le bras et soutenu par la main du côté sain.

Au premier abord, rien d'absolument caractéristique n'attire l'attention. A la suite d'un examen plus approfondi, on remarque toutefois que les doigts de la main droite paraissent, tout en étant au repos, un peu plus fléchis qu'à l'état normal. Mais quand on donne au sujet l'ordre d'étendre les doigts, une déformation spéciale se montre.

On constate, en effet, que les premières phalanges se mettent en extension forcée, en hyperextension, tandis que s'accentue encore la flexion des deuxième et troisième phalanges (hypoextension). Le phénomène est surtout appréciable au niveau des deux derniers doigts.

Le diagnostic s'impose : griffe cubitale consécutive à une lésion du nerf cubital par coup de feu.

Le siège de la lésion peut être fixé, approximativement, étant donné que le malade peut fléchir la main sur l'avant-bras et l'incliner vers le cubitus, ce qui montre que le cubital antérieur, innervé par le nerf cubital, conserve ses fonctions. La lésion nerveuse est donc située au-dessous du point où se détache le rameau nerveux destiné au cubital antérieur.

Le malade est dans l'impossibilité absolue de fléchir les premières phalanges et d'étendre les deux autres. Cependant l'index et le médius ont conservé, à un très faible degré il est vrai, la faculté d'exécuter ces mouvements.

L'adduction du pouce se fait avec difficulté et très imparfaitement.

L'adduction et l'abduction des doigts sont impossibles.

Il n'y a pas d'anesthésie notable.

L'examen électro-musculaire, pratiqué dans le service de M. le professeur Imbert, a révélé l'inertie complète des muscles paralysés qui ont été soumis au courant électrique.

La peau ne présente pas de caractère particulier.

Au niveau de l'éminence hypothénarienne existe une dépression très marquée par suite de l'atrophie des muscles de cette région. De même l'atrophie de l'adducteur du pouce a creusé l'éminence thénar. La paume de la main paraît très amaigrie à cause de l'atrophie des interosseux palmaires ; les interosseux dorsaux ont également subi une réduction de volume ; aussi les espaces métacarpiens sont-ils déprimés en rigoles.

1er février 1901. — Le malade, traité depuis son arrivée à l'hôpital par l'électrothérapie (courants continus), s'est beaucoup amélioré. La griffe a disparu. Les mouvements des doigts sont en grande partie recouvrés. Les muscles atrophiés tendent à récupérer leur volume primitif.

Tout permet donc d'espérer, à bref délai, une guérison définitive.

Observation II

(Résumée par Ledoux. — Thèse de Paris, 1878.)

Griffe de la main droite consécutive à l'arrachement du nerf cubital; attitude vicieuse des phalanges avec déformation de leurs surfaces articulaires.

(Duchenne. — *De l'électrisation localisée*, 3e éd., p. 326.)

Musset, 19 ans, ouvrier typographe, a perdu l'usage de la main droite à la suite d'une blessure (13 novembre 1846). Ayant eu le bras pris dans une mécanique, un instrument tranchant à bords mousses de 1 cent. de largeur enfoncé dans les chairs à la partie interne de l'avant-bras, 4 à 5 cent. au-dessus du métacarpe, a rasé la face antérieure du cubitus, puis est ressorti en dedans du tendon du grand palmaire; le cubital antérieur, les faisceaux internes des fléchisseurs superficiel et profond, le petit palmaire, *le nerf cubital*, l'artère cubitale et peut-être aussi la terminaison du nerf médian ont dû être divisés par l'instrument tranchant. Cet ouvrier entra dans le service de M. Roux à l'Hôtel-Dieu et ne fut guéri de sa blessure que trois mois après. La main était alors amaigrie et les deux dernières phalanges des doigts étaient constamment fléchies sans qu'il pût les étendre. Le quatrième et le cinquième doigt ne pouvaient être étendus mécaniquement; ils semblaient retenus par la cicatrice de l'avant-bras, à laquelle adhéraient leurs tendons fléchisseurs. On parvint à rompre ces brides et à étendre les doigts.

En 1850, Musset entre à la Charité, chez M. Roger, qui engagea Duchenne à l'étudier.

La lésion du nerf cubital a été suivie de l'atrophie des interosseux et des deux derniers lombricaux.

Les muscles de l'avant-bras jouissant de leurs propriétés et se trouvant privés de leurs modérateurs, les phalanges ont été entraînées dans des directions vicieuses et la main a pris la forme d'une griffe. Cette griffe, formée par l'extension des premières phalanges et la flexion des deux dernières, se prononce davantage quand Musset veut étendre les doigts. Les premières phalanges sont subluxées en arrière sur les métacarpiens et leur flexion est limitée par les têtes de ces métacarpiens hypertrophiés en avant.

Traitement : faradisation limitée aux espaces interosseux et aux régions thénar et hypothénar à forte dose, prolongée pendant six mois. Amélioration suffisante pour que Musset pût exercer l'état d'expéditionnaire.

Observation III

(Létiévant. — *Traité des affections nerveuses*, Paris 1872).

Section du cubital au niveau du poignet par un éclat de verre.
Paralysie et griffe consécutives.

André Théolier, de Saint-Chamond (Loire), âgé de 51 ans, est garçon de salle à Lyon. Il y a dix ans, il fut blessé, dans une chute, par les éclats d'une bouteille qu'il tenait à la main. La plaie produite au poignet fut profonde, donna lieu à une hémorragie abondante et à des douleurs excessives. La guérison fut lente à se produire. Aujourd'hui (mars 1869), ce malade se présente avec les caractères d'une section ancienne du cubital au poignet. La cicatrice qui reste de sa blessure est située sur le bord cubital du poignet à 5 millim. au-dessus du pisiforme. Elle existait, à la fois, sur la région dorsale, sur le bord et sur la région palmaire du poignet. Elle a 3 centim. de longueur, est linéaire, blanche, souple et indolente ; en pressant sur elle, on détermine pourtant une vive douleur qui se répand dans le bras et l'avant-bras, mais ne franchit pas la cicatrice pour envahir la main.

Les muscles de la main qui dépendent du nerf cubital sont paralysés et atrophiés. L'adducteur de la région thénar ne fonctionne plus ; au lieu de la saillie qui lui correspond, on constate une profonde dépression. La dépression de la région hypothénar indique l'atrophie de ses muscles. Le creux de la main est augmenté, bien qu'il soit traversé par le faisceau saillant des tendons fléchisseurs, et les dépressions intermétacarpiennes du dos de la main annoncent la destruction des interosseux par atrophie.

La première phalange de l'auriculaire et de l'annulaire ne se fléchit pas et les deuxième et troisième phalanges ne peuvent s'étendre. Dans l'index et le médius, ces mouvements s'accomplissent, bien qu'avec faiblesse.

Les mouvements d'adduction et d'abduction sont impossibles. La main tout entière est faible.

Oservation IV

(Fèvre. Thèse de Paris, 1878.)

Griffe consécutive à une paralysie du nerf cubital, remontant à un mois. Arthrite du coude. — Luxation ancienne.

Le nommé Tillet, âgé de 22 ans, cultivateur de profession, entre le 27 juillet 1878 dans le service de M. Duplay, suppléé par M. Terrillon. Il est couché au lit n° 50 de la salle Saint-Augustin, à l'hôpital Saint-Louis.

C'est un homme de faible constitution, qui déjà, à deux reprises différentes, a eu des rhumatismes.

Il a eu l'avant-bras fracturé, dans sa première enfance, à la partie moyenne. On ne constate ni déformation, ni cal vicieux.

Il est venu ici pour se faire soigner d'une arthrite du coude droit dont il ne peut expliquer la cause, mais dont le début remonterait à un mois. Pressé de questions, il raconte qu'il y a cinq ans, il est tombé d'un étage. Les bras étaient tendus et les mains vinrent les premières toucher le sol. Ce fut, à son dire, le bras droit qui supporta surtout le poids du corps. Depuis cette époque, les mouvements étaient devenus assez difficiles; néanmoins, il avait pu continuer son rude métier.

Ajoutons qu'il n'avait été consulter aucun médecin.

Nous constatons l'existence d'une luxation ancienne du radius, en dehors et en avant, non réduite, et une arthrite de l'articulation du coude. Celui-ci est tuméfié, sans changement de couleur de la peau. On sent manifestement la saillie que forme en avant la tête de l'os radial. La trochlée humérale est augmentée de volume dans

le sens transversal. Les mouvements de flexion de l'avant-bras sur
le bras sont impossibles.

L'avant-bras est du reste immobilisé dans une demi-flexion sur
le bras.

Les mouvements des doigts s'exécutent avec beaucoup moins de
facilité qu'à l'état normal. Les trois derniers ne peuvent être écar-
tés les uns des autres. Les mouvements d'opposition du pouce aux
autres doigts ne peuvent s'effectuer.

Lorsqu'enfin on oblige le malade à fermer la main où à saisir un
objet, il ne le fait qu'incomplètement.

La main a une attitude remarquable. La première phalange du
petit doigt, de l'annulaire et de l'index se continue en ligne
droite avec le plan de la main, mais les deux dernières phalanges
de ces mêmes doigts sont fléchies sur la première et affectent la
forme d'une griffe.

Si l'on veut donner aux doigts une rectitude normale, on provoque
une douleur assez forte au niveau du coude.

Si l'on recherche l'état du nerf cubital, on constate qu'au niveau
du coude il existe une tumeur longitudinale suivant le trajet du
nerf, douloureuse à la pression et qui représente vraisemblablement
le nerf lui-même englobé dans le tissu fibreux de nouvelle formation.

Pas d'anesthésie ni d'analgésie sur les parties animées par le nerf
cubital. Il n'y a pas non plus de fourmillements, ni de douleurs
spontanées.

Il n'y a pas d'atrophie sensible de l'avant-bras, ni des espaces
interosseux. Seul le bras du côté malade est diminué de volume.

Le 9 août, M. Terrillon chloroformise le malade et imprime à
l'articulation des mouvements forcés d'extension et de flexion.

Les jours suivants, on répète les mêmes mouvements forcés de
l'articulation. Au bout de quelques jours, le malade impatient de-
mande à sortir. Les mouvements de l'avant-bras sont moins difficiles qu'à son entrée. La griffe cubitale est moins marquée ; mais
l'on provoque toujours de la douleur en pressant le nerf au niveau
du coude.

Observation V

(Résumée)

Polosson. Lyon médical 1878.

Cancer périostique ayant déterminé une paralysie du nerf cubital et la griffe caractéristique.

Malade travaillant dans une mine de charbon.

Il y a douze ans, il fit sur le bras droit une chute à la suite de laquelle il souffrit à l'extrémité inférieure de l'avant-bras et garda le repos pendant un mois.

Deux ans plus tard, il y a dix ans par conséquent, il commença à ressentir des douleurs à l'extrémité inférieure du bras droit et bientôt après vit apparaître une tuméfaction qui, siégeant d'abord à la partie interne du membre. gagna peu à peu les parties voisines. Il n'en continuait pas moins son travail, lorsqu'au mois de juin 1876, un beau jour, tout d'un coup, son bras lui manqua et depuis ne lui a été d'aucun usage. Il y a cinq mois, la peau, après être devenue violette, s'est ulcérée à la partie interne du bras....

A l'entrée du malade (22 novembre), on constate une ulcération au niveau de l'union du tiers inférieur avec les deux tiers supérieurs du bras....

L'étude des mouvements de la main indiquait une paralysie motrice complète des muscles innervés par le radial, incomplète des muscles innervés par le médian. Quant au cubital, la déformation caractéristique de la main, l'atrophie des masses musculaires des espaces interosseux et de l'éminence hypothénar, la perte de la sensibilité limitée au petit doigt et à l'annulaire, soit à la face dorsale, soit à la face palmaire, tout indiquait qu'il était profondément altéré.

Désarticulation scapulo-humérale.

L'examen de la tumeur permet de constater l'inclusion plus ou moins complète des nerfs dans le tissu néoplasique.

Le cubital se perd au milieu d'une masse molle et fongueuse.

Le radial pénètre dans la tumeur au moment où il entre dans la gaine du triceps. Quant au médian, il est englobé dans le prolongement néoplasique qui se trouve dans la gaine des vaisseaux ; en ce point le tissu nouveau est encore perméable et ce fait explique pourquoi le nerf avait en partie conservé ses fonctions.

Observation VI

(Résumée)

Paralysie du nerf cubital du côté gauche produite par le développement d'un os sésamoïde anormal dans l'épaisseur du ligament latéral interne du coude. — Griffe consécutive.

(Panas. — Archives générales de médecine, juillet 1878.)

En 1869, il s'est présenté dans notre service à l'hôpital Saint-Louis, un jeune paysan de 19 ans, fort, bien musclé et de haute taille. Cet individu se plaignait que, depuis un an environ, sa main s'affaiblissait de plus en plus. Examiné avec soin, le membre, dont nous présentons à l'Académie le moule exact, nous a offert les particularités suivantes : ce qui frappe tout d'abord, c'est l'existence d'une griffe légère ayant pour principal siège l'annulaire et le petit doigt ; cette griffe consiste dans une légère flexion permanente des deux dernières phalanges avec extension de la première, ce qui donne à ces deux doigts une configuration arquée que nul effort musculaire du membre malade ne parvient à faire redresser. Les trois autres doigts de cette main offrent à peu près leur direction normale ; aussi la déformation en question pourrait passer inaperçue pour tout individu non familiarisé avec la question qui nous occupe.

Cette griffe, si légère qu'elle fût, suffisait pourtant pour nous révéler l'existence d'une lésion du nerf cubital, que nous nous sommes mis en devoir de rechercher avec soin aussi bien dans ses effets que dans sa cause.

Voici alors ce que nous avons été à même de constater : la main paraît amaigrie, surtout dans la région hypothénar et vis-à-vis des espaces interosseux ; le plus large de ces espaces, qui est le premier, offre un creux profond par suite de l'atrophie complète du premier muscle interosseux dorsal qui agit comme muscle abducteur de l'index. Les quatre derniers doigts, mais en particulier l'index, ont, par suite de la paralysie prédominante des muscles interosseux dorsaux, sur les interosseux palmaires, leurs axes inclinés du côté du bord cubital de la main.

La raison pour laquelle l'index et le médius semblent échapper à la griffe et conservent leur rectitude tient donc, non à une moindre participation de ces deux doigts à la paralysie, mais, ainsi que cela a été établi par Duchenne (de Boulogne) à la conservation des deux premiers lombricaux, animés qu'ils sont non plus par le nerf cubital comme les deux derniers lombricaux, mais bien par un filet du nerf médian.

Les muscles de l'éminence thénar offrent leur volume normal, et tous les mouvements du pouce, à l'exception de l'adduction, sont conservés. Par suite de la paralysie de l'adducteur du pouce animé comme on sait par le nerf cubital, l'opposition du pouce se fait avec moins de force que de coutume et d'une façon décroissante à mesure que l'on passe de l'index aux trois derniers doigts.

La sensibilité de la main est bien conservée, sauf le long de son bord cubital, où elle est un peu émoussée et où le malade ressent souvent des fourmillements passagers, surtout dans certaines positions du membre pendant qu'il travaille ou qu'il se sert de la main pour saisir les objets avec force. La douleur qu'il éprouve par moments dans ces conditions l'oblige, dit-il, à lâcher prise ; cela arrive surtout quand le coude est fléchi.

Telles sont les altérations notées à la main ; quant à l'avant-bras, sauf une réduction de volume qui est de 1 cm. de moins que du côté sain et une faiblesse, d'ailleurs peu accusée, des membres antibrachiaux animés par le cubital (le muscle cubital antérieur et les deux faisceaux internes du fléchisseur profond des doigts), nous n'avons noté rien de bien saillant. La sensibilité cutanée y est entière.

Il était donc évident qu'on se trouvait en présence d'une paralysie progressive du nerf cubital. Restait à en déterminer la cause.

L'examen attentif de la région du coude fait découvrir, entre le bord interne de l'olécrane et l'épitrochlée, tout à fait au voisinage du nerf, une saillie osseuse du volume d'un petit haricot. Cette production osseuse anormale semble se continuer avec le bord du cubitus qu'elle suit dans tous les mouvements de flexion et d'extension de l'avant-bras. Il est impossible de lui imprimer aucun mouvement de latéralité.

Le nerf cubital, manifestement augmenté de volume en ce point, est placé en arrière et en dehors de la petite exostose qui le lèse par des frottements répétés dans les mouvements de flexion du coude. Nous portons le diagnostic de névrite chronique avec paralysie, produite par la contusion réitérée du nerf cubital contre une exostose du cubitus.

Nous pratiquons une opération pour enlever la formation osseuse. Celle-ci est reconnue être, en réalité, un os sésamoïde contenu dans l'épaisseur du ligament latéral interne de l'articulation du coude.

L'os est extrait et, l'opération terminée, le coude est immobilisé dans une gouttière. Mais le malade ne tarde pas à succomber d'épuisement à la suite de la suppuration de la plaie.

L'autopsie permet de constater que le nerf porte, au niveau de sa partie renflée et malade, tous les signes d'une névrite chronique avec hyperplasie du tissu conjonctif et compression des tubes nerveux.

Observation VII

(Laurençon. Thèse de Lyon, 1891.)

Griffe professionnelle chez un tailleur de cristal.

M..., âgé de 40 ans, tailleur de cristal depuis 15 ans, prend son point d'appui sur les coudes. Pas de syphilis, pas d'alcoolisme, n'a jamais eu de coliques de plomb.

La deuxième année, il ressentit des fourmillements et de l'engourdissement sur le trajet de son cubital et surtout dans le petit doigt. Quelques jours après, il constata que les deux derniers doigts de la main gauche restaient fléchis, et cela pendant deux ans, sans pouvoir les étendre. La flexion complète de ces doigts était possible. Depuis, M... est allé mieux.

Cependant, quand il fait froid ou que l'individu a forcé, les doigts sont engourdis, il les étend difficilement et les fourmillements réapparaissent. Actuellement, voici ce qu'on observe :

Les deux derniers doigts restent encore un peu fléchis ; la première phalange est en extension exagérée et les deux autres sont fléchies sur la première.

Les mouvements de diduction et de rapprochement des doigts se font mal. Le petit doigt reste écarté de l'annulaire.

Le pouce s'oppose difficilement et son extrémité n'arrive pas à atteindre le pli digito-palmaire du petit doigt. La sensibilité est à peu près normale.

Les espaces interosseux sont creusés ; mais c'est surtout le premier espace qui est considérablement atrophié. L'éminence hypothénar est remplacée par un méplat. Pas d'atrophie de l'avant-bras. La force musculaire de la main gauche ne paraît pas plus faible que celle de la main droite.

Lorsqu'on comprime légèrement le cubital au niveau de la gouttière olécranienne, on provoque des fourmillements, mais pas de douleur.

Observation VIII

(Warton et Carter. Amer. *Journal of the med. sc.*, juillet 1892.
Traduit de l'anglais par Laurençon, *loc. cit.*)
Griffe professionnelle chez un tourneur de cuivre.

Il s'agit d'un jeune homme qui a été tourneur de cuivre pendant un certain nombre d'années, et qui a dû cesser cette occupation, après avoir consulté le docteur Hoocher, qui craignait naturellement une atrophie musculaire progressive.

Quatre mois avant d'arriver à Boston, il avait remarqué un engourdissement dans le petit doigt de la main gauche, durant un jour ou deux chaque fois.

Enfin celui-ci devint continuel et affecta tous les doigts de la main gauche.

Survinrent ensuite une certaine gaucherie et une faiblesse qui avaient causé une incapacité de travail depuis un mois. Il n'y a pas eu de véritable douleur. La main droite n'est pas affectée.

L'examen physique montre que la sensibilité tactile ne manque pas dans les deux derniers doigts. Le petit doigt et l'annulaire sont rétractés. Les muscles interosseux et thénar sont atrophiés. Le pouce est fixé dans la flexion et l'opposition est indemne.

L'adduction est impossible. La flexion et l'extension des doigts et du poignet sont intactes. Les muscles interosseux et thénar ne manifestent aucune réaction au faradisme ni au galvanisme. Pas de contractions fibrillaires ; le malade ne les accuse pas.

Il y a une faible douleur du nerf au coude. Un diagnostic de névrite probable a été posé, et le pronostic réservé relativement à la récupération de la fonction. Cependant on ne crut pas à la progression du mal, sans être affirmatif toutefois, étant donné la ressemblance de ce cas avec une atrophie musculaire progressive.

Le patient fut soumis au régime de la noix vomique. Le galvanisme fut essayé, puis cessé, à cause de l'intolérance du malade.

Le dernier cas, qui survint peu après, a paru établir le pronostic de cette affection avec une certitude suffisante.

Observation IX

(Piliotis. Thèse de Paris, 1885, p. 21, 23, 24, 25.)

Griffe consécutive à une paralysie cubitale d'origine dothiénentérique.

R..., sous-officier au 82ᵉ de ligne, âgé de 25 ans, salle 27 et lit 44, hôpital du Val-de-Grâce, service de M. le Dʳ Lubanski.

D'une constitution robuste, R... ne présente aucune espèce d'antécédents personnels ou héréditaires. Au mois de novembre 1883, il entra à l'hôpital militaire du Gros-Caillou pour une fièvre typhoïde ; il y resta jusqu'au 2 janvier 1884. La maladie ne présenta rien de particulier dans son évolution.

Vers le 25 décembre, alors qu'il était en pleine convalescence depuis près de trois semaines, le malade éprouva de l'engourdissement et quelques douleurs vagues dans le petit doigt de la main gauche et dans le côté correspondant jusqu'au niveau du poignet.

Il n'y attacha d'abord aucune importance et mit ce fait sur le compte d'une mauvaise position pendant le sommeil.

Le 2 janvier, il partit en convalescence pour jouir d'un congé de trois mois. Peu de jours après, il constata que les douleurs, devenues plus vives, suivaient un trajet bien déterminé et constamment le même, partant de la pulpe de l'auriculaire et de la face interne de l'annulaire pour se diriger vers le pisiforme et remonter jusqu'au coude, en suivant le long du bord interne de l'avant-bras, le trajet du nerf cubital.

Au dire du malade, ces douleurs n'ont jamais dépassé la gouttière ostéo-fibreuse que traverse le tronc nerveux en arrière et en dedans de l'articulation du coude. En même temps, le malade éprouva des picotements et des fourmillements dans les doigts malades, ainsi qu'une sensation particulière de chaleur ; à partir du mois de mars, la main maigrit avec une grande rapidité et les mouvements devinrent difficiles. Dans ces conditions, le malade obtint une prolongation de trois mois et ne revint à Paris que le 11 juillet 1884.

1ᵉʳ août. — Lorsque nous voyons le malade pour la première fois, ce qui nous frappe tout d'abord, c'est l'atrophie considérable des masses musculaires de la main. A la face palmaire, l'éminence hypothénar est aplatie, diminuée de volume. Les muscles qui la constituent ont une consistance molle et comme pâteuse.

L'adducteur du pouce est très atrophié, et lorsqu'on le saisit entre deux doigts, on ne sent guère qu'une mince couche de fibres musculaires incluses dans le pli cutané ; à la face dorsale de la main, les espaces interosseux sont profondément creusés ; les muscles ont disparu en grande partie.

Les doigts ont une attitude spéciale, qui est plus prononcée pour l'auriculaire et l'annulaire que pour les autres doigts. Les premières phalanges restent dans l'extension, tandis que les phalangines et les phalangettes sont constamment fléchies et peuvent être étendues sans provoquer aucune douleur.

Tous les mouvements sont conservés, mais leur force est très diminuée ; l'adducteur du pouce n'a plus d'action. Le malade ne peut pas se servir du petit doigt ni de l'annulaire pour saisir ou serrer un objet.

Une anesthésie complète occupe le petit doigt, la face interne de l'annulaire et toute la partie de la paume de la main qui s'étend de la base de ces doigts à l'articulation du poignet ; à la face dorsale, l'anesthésie s'étend jusqu'à la moitié interne du médius et affecte, du reste, la même disposition qu'à la face palmaire.

Le malade ne présente pas non plus de douleurs spontanées sur le trajet du nerf cubital ; la pression directe n'en provoque pas davantage. Il se plaint toutefois d'éprouver un engourdissement persistant et quelques douleurs assez pénibles dans la pulpe de l'annulaire et de l'auriculaire.

L'avant-bras est légèrement amaigri. Tous les mouvements sont conservés ; la sensibilité est intacte. La contractilité électro-musculaire est complètement abolie. Nous ignorons ce qu'elle était dans la première période de la maladie. La température locale est manifestement plus basse que de l'autre côté.

L'exploration thermométrique révèle un abaissement de cinq à six dixièmes comparativement au côté sain.

La sécrétion sudorale est augmentée. La main présente parfois des plaques cyanotiques, violacées.

Les rides de la peau sont un peu moins nombreuses et moins profondes que de l'autre côté. Les ongles ont une couleur jaunâtre, terne. Les poils paraissent plus courts que ceux du côté opposé. Traitement : frictions au liniment ammoniacal, courants continus, douches, vésicatoires sur le trajet du cubital, une pilule de 5 milligrammes de sulfate de strychnine.

30 août. — L'état est à peu près stationnaire. L'anesthésie est peut-être un peu moins accentuée. En revanche, l'atrophie de l'adduction du pouce est plus complète.

21 septembre. — Le malade ressent toujours quelques douleurs dans la pulpe de l'auriculaire et de l'annulaire. L'atrophie des interosseux semble augmenter.

30 janvier. — La situation ne s'est pas modifiée.

Observation X

(Duchenne. — Arch. gén. de méd. 1852, 4ᵉ s., XXVIII, p. 479.)

Griffe ancienne consécutive à une paralysie cubitale datant de onze ans. — Subluxation des deuxièmes phalanges des deux derniers doigts.

J'ai observé à la Charité (salle Saint-Ferdinand, nº 13, service de M. Cruveilhier), un homme dont les interosseux, les lombricaux et les muscles des deux éminences, paralysés depuis onze ans, consécutivement à une blessure qu'il s'était faite à la partie interne du bras, ne donnaient pas le moindre signe de vie, même par l'électrisation.

Les deux dernières phalanges de tous ses doigts étaient constamment fléchies à angle droit, et les extrémités articulaires inférieures des deuxièmes phalanges avaient glissé en avant sur les têtes des premières phalanges de manière à former une subluxation aujourd'hui irréductible. Lorsqu'il voulait étendre les doigts, les premières phalanges, qui restaient toujours dans l'extension, se renversaient encore plus sur les métacarpiens. Ces désordres si graves avaient pu cependant se développer chez ce malade malgré l'intégrité de ses extenseurs et de ses fléchisseurs.

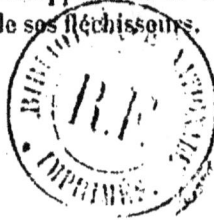

BIBLIOGRAPHIE

BEAUNIS. — Nouveaux éléments de physiologie humaine. Paris, 1888.

BOUVEROT. — Théorie de la suppléance sensitivo-motrice et ses conséquences pratiques relatives à la névrotomie et aux sutures nerveuses. Thèse de Lyon, 1870.

CALDER (F.-W.-G.). — Effects of a division of the ulnar nerve. Lancet, London, 1832-33, I, 489.

CHALOT (V.). — Lésion traumatique du nerf cubital ; troubles trophiques consécutifs. *Montpellier méd.*, 1876, XXXVI, 489-508.

DUCHENNE. — De l'électrisation localisée et de son application à la pathologie et à la thérapeutique.
Physiologie des mouvements. Paris, 1867.

DURET. — Griffe consécutive à une lésion traumatique du nerf cubital. *Rev. phot. des hôp. de Paris*, 1872, IV, 71-77, 1 pl.

DUVAL (M.). — Main. *N. dict. de méd. et chir. prat.* Paris, 1875, XXI, 239-272.

FÈVRE. — Étude sur les paralysies du nerf cubital. Th. de Paris, 1878.

GRASSET et RAUZIER. — Traité pratique des maladies du système nerveux. Montpellier, 1894, 4e éd.

JOBERT (de Lamballe). — Leçons sur les paralysies locales non saturnines. *Gazette de Paris*, 1846.

LANDOIS. — Traité de physiologie humaine, trad. par Moquin-Tandon. Paris, 1893.

LAURENÇON. — De la griffe cubitale chez les tailleurs de cristaux. Thèse de Lyon, 1894.

LEDOUX. — Des atrophies de la main consécutives aux lésions du nerf cubital. Thèse de Paris, 1878.

LÉTIÉVANT. — Traité des sections nerveuses. — Paris, 1873.

LEUDET. — Association française pour l'avancement des sciences (Congrès de Rouen), 1883, p. 766.

MEILLET. — Des déformations permanentes de la main au point de vue de la séméiologie médicale. Thèse de Paris, 1874.

MITCHELL (Weir). — Des lésions des nerfs et de leurs conséquences. Trad. et annoté par M. Dastre. Paris, 1874.

ONIMUS. — Traité d'électricité médicale. Paris, 1872.

PARADES (DE). — Etude sur les lésions traumatiques des nerfs et leurs suites. Thèse de Paris, 1873.

PARMENTIER. — De la paralysie du mouvement des membres supérieurs, *Moniteur des hôpitaux*. 1855.

PILIOTIS. — De la névrite périphérique du cubital consécutive à la fièvre typhoïde. Thèse de Paris, 1885.

PUEL. — Remarques sur une forme particulière de paralysie. New-York, *Journal of medecine*, january 1844.

TESTUT. — Traité d'anatomie humaine. Paris, 1900, 4ᵉ éd.

TOLDT. — Anatomischer Atlas. Wien und Leipzig, 1897, p. 323, fig. 565.

TRIPIER (L.). — Nerfs. *Dict. encycl. des sc. méd.*, p. 243 et 289.

VIAULT et JOLLYET. — Traité élémentaire de physiologie humaine. Paris, 1898, 3ᵉ éd.

WALLER. — Eléments de physiologie humaine, traduit par Herzen, 3ᵉ éd. Paris, 1898.

WARTON et CARTER. — Paralysie du cubital chez les tourneurs de métaux. *Amer. Journal of the med. sc.*, juillet 1892.

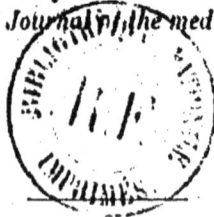

MONTPELLIER. — IMPRIMERIE O. FIRMIN, MONTANE L.' SICARDI. — 3-903

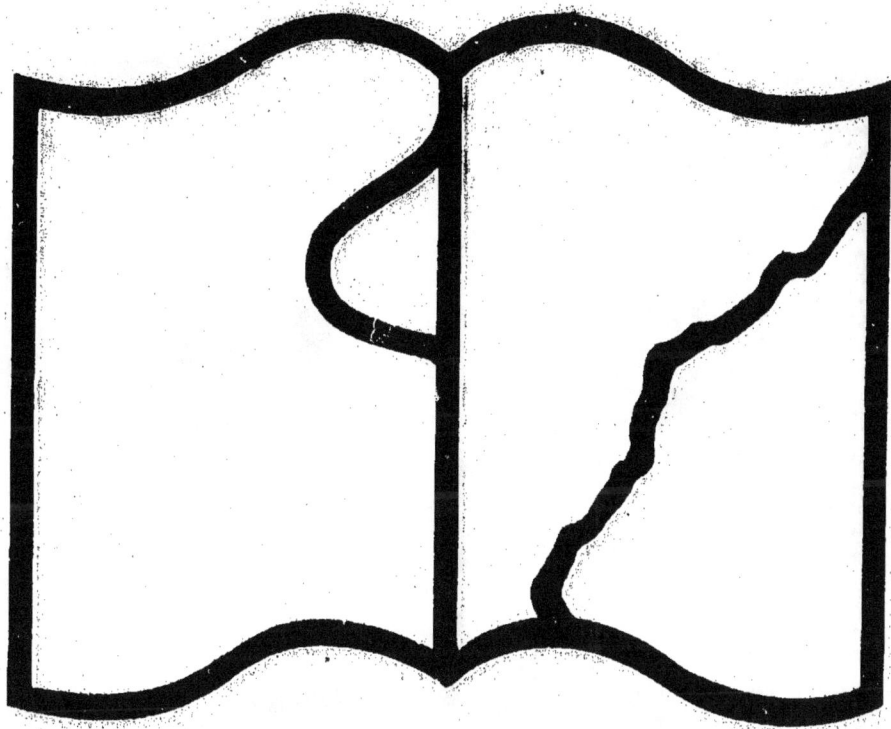

Texte détérioré — reliure défectueuse

NF Z 43-120-11

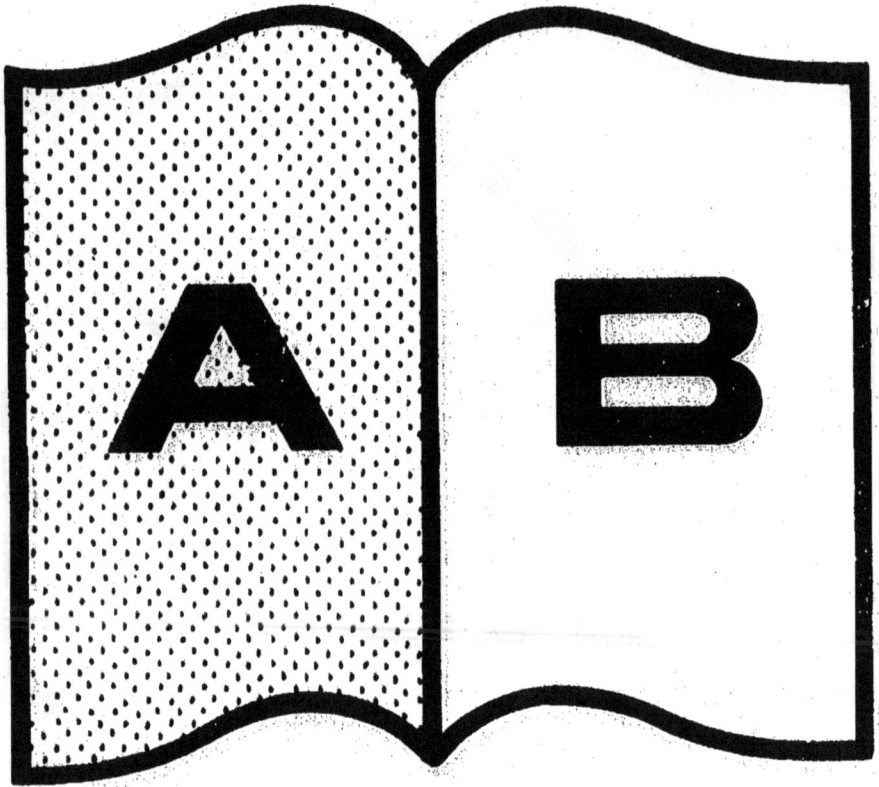

Contraste insuffisant

NF Z 43-120-14